AF234185

PETITE MONOGRAPHIE

DES

BOITERIES DU CHEVAL

PAR

MAXIME JACQUEMIN,

COLONEL, COMMANDANT EN SECOND L'ÉCOLE DE CAVALERIE.

———

A SAUMUR,

Chez DUBOSSE, libraire, rue Saint-Jean, n° 1.

A PARIS,

Chez DUMAINE, imprimeur-libraire, rue et passage Dauphine;

Chez Mme veuve BOUCHARD-HUZARD, imprimeur-libraire,
rue de l'Éperon, n° 7.

—

1850.

PETITE MONOGRAPHIE

DES

BOITERIES DU CHEVAL,

PAR Maxime JACQUEMIN,

COLONEL, COMMANDANT EN SECOND L'ÉCOLE DE CAVALERIE.

> Mépriser la théorie, c'est avoir l'orgueilleuse prétention d'agir sans savoir ce qu'on fait, et de parler sans savoir ce qu'on dit.
>
> (Anonyme.)

PRÉLIMINAIRES.

Le cheval est de tous les animaux celui qui est le plus exposé aux boiteries ; les causes prédisposantes aux maladies des membres l'entourent souvent avant même qu'il soit né ; en effet, on voit fréquemment, consacrer à la reproduction, des juments boiteuses par suite de défectuosités des pieds, ou d'autres affections héréditaires des agents locomoteurs.

Après la naissance et jusqu'à l'âge adulte, le sabot du poulain n'est presque jamais l'objet de soins entendus : de là un allongement anormal de l'ongle, des déviations et l'origine d'un grand nombre de boiteries (1). Un travail prématuré, excessif, vient quelquefois tarer, ruiner le cheval, avant son complet développement.

(1) Il est question ici des poulains qui, chaque jour, ne sont mis que quelques heures dans les parcours ; quant à ceux qui vivent presque constamment abandonnés dans les prairies, l'usure et l'accroissement de la corne se compensent habituellement chez eux.

1850

Les percussions trop vives sur le pavé, l'alternative, également funeste, d'un excès de repos ou d'un excès de travail ; les effets de la ferrure compliqués par l'impéritie de la plupart des maréchaux ; le déplorable usage de ne[renouveler la ferrure qu'alors que les fers sont usés : telles sont les causes qui ont pour premiers résultats de fatiguer les tendons, de tirailler les ligaments capsulaires, d'irriter les surfaces articulées. Bientôt, sous leur influence persistante, le mal s'aggrave, la nutrition du sabot s'altère, de graves perturbations se manifestent, les talons se resserrent, la corne se dessèche, le pied devient douloureux, le cheval boite.

Enfin des vices de conformation, des dispositions maladives, des habitations humides où se contractent tant d'affections rhumatismales, la brutalité des hommes, les nombreux accidents, conséquence inévitable du service, viennent multiplier indéfiniment les chances de claudication.

Ce tableau très-sommaire dit assez le grand intérêt qui se rattache à la question des boiteries, à l'étude de leurs causes, de leurs symptômes, de leur gravité relative, des moyens de les prévenir, etc., etc. Cependant rien de complet n'a été écrit sur cet important sujet.

Chabert et Fromage de Feugré ont publié, sur les claudications, une brochure de six pages, devenue tellement rare qu'elle n'existe même pas à la bibliothèque nationale ; heureusement que ce travail a été reproduit, en très-grande partie, dans le Dictionnaire vétérinaire d'Hurtrel d'Arboval.

M. Barthélemy aîné a inséré dans le Cours d'agriculture, publié en 1812, des observations succinctes sur la matière.

M. Beugnot parle brièvement des boiteries dans les excellents articles qu'il a fournis à la Maison rustique du XIXe siècle ; enfin le professeur Lecoq, dans son remarquable Traité de l'extérieur du cheval, y consacre aussi un chapitre très-abrégé.

Telles sont les seules ressources que nous offrent sur cette question, si peu connue, les œuvres des vétérinaires et hippiatres les plus distingués.

A l'insuffisance des textes viennent s'ajouter encore les contradictions flagrantes des auteurs ; ainsi, Chabert, Fromage de Feugré, Hurtrel-d'Arboval prétendent que, lors de l'appui d'une extrémité postérieure malade, la croupe accuse *un mouvement d'abaissement*, tandis que

MM. Barthélemy et Lecoq affirment que dans ce même cas la croupe opère toujours *un mouvement ascensionnel*.

Les uns disent, avec le Cours d'équitation militaire, qu'au pas, le corps s'élève, quand l'extrémité boiteuse pose à terre, tandis qu'il *s'abaisse* si le cheval est au trot ; les autres constatent, tout au contraire, qu'au trot, le corps *s'élève encore plus qu'au pas*, etc., etc.

En présence de dissidences aussi radicales, on conçoit l'embarras, la perplexité de ceux qui veulent étudier et approfondir l'importante question des boiteries. Dans l'intérêt des officiers de cavalerie et de tous ceux qui exploitent le cheval, de quelque manière que ce soit, nous avons cru devoir réunir, en corps de doctrine, tout ce qui a été écrit de bien démontré sur cette partie si essentielle et si difficile de l'hippiatrique ; nous avons fait justice des opinions erronées et nous avons complété cette théorie par quelques observations qui nous sont propres.

DÉFINITIONS.

Avant d'entrer en matière, il est bon de définir certaines expressions conventionnelles qui se représenteront sans cesse dans la description des boiteries.

On dit que *le cheval est droit* quand il ne boite pas avant, pendant ou après le travail.

On distingue quatre périodes dans la révolution qu'accomplit une extrémité, depuis l'instant où elle quitte le sol jusqu'à son retour à terre pour supporter tout ou partie de la masse. Ces quatre périodes sont : le *lever*, le *soutien*, le *poser* et l'*appui* ou la *foulée*.

Le lever est l'instant précis où l'extrémité quitte le sol.

Le soutien s'entend de l'espèce de temps d'arrêt que forme le cheval, avant de descendre son pied vers la terre (1).

(1) Chez les chevaux vigoureux et distingués, le soutien est très-marqué ; il donne une grâce infinie aux allures, à celle du trot principalement ; tandis que, chez les chevaux faibles et communs, le soutien n'est pas ou presque pas appréciable.

Le poser est le moment où le cheval pose son extrémité sur le sol.

Par les synonymes appui ou foulée, on indique le temps pendant lequel l'extrémité porte une partie ou la totalité du poids du corps.

Enfin on désigne par le mot *battue* le bruit causé par la foulée.

Toutes les combinaisons par deux, des quatre extrémités du cheval, forment *six bipèdes* : le *bipède antérieur*, le *bipède postérieur*, le *bipède latéral droit*, le *bipède latéral gauche*, le *bipède diagonal droit*, le *bipède diagonal gauche*.

Il serait superflu de définir les quatre premiers bipèdes ; quant aux bipèdes diagonaux, on est convenu, dans leur désignation, de prendre toujours, pour point de départ, le membre de devant ; ainsi l'expression bipède diagonal droit indique la jambe droite de devant et la jambe gauche de derrière ; celle de bipède diagonal gauche désigne la combinaison contraire.

Définissons maintenant la claudication et ses variétés.

La claudication est l'action de boiter, accusée par les mouvements anormaux, auxquels le sujet se livre, instinctivement, pour neutraliser les sensations douloureuses dans la région affectée, ou du moins les réduire autant que possible.

La claudication ou boiterie est donc une irrégularité dans les allures à percussions régulières ; ce n'est point une maladie, mais le symptôme d'une multitude d'affections qui viennent intéresser les diverses régions des membres.

D'après l'intensité de la boiterie, le cheval *feint*, *boite*, *boite tout bas* et *marche à trois jambes*.

Le cheval feint, quand le membre malade opère l'appui avec un peu moins de franchise que dans l'état normal ; il boite quand l'irrégularité est plus appréciable ; il boite tout bas lorsque l'extrémité lésée, ne pouvant supporter qu'une faible partie de la masse, se dérobe rapidement à cette charge ; enfin le cheval marche à trois jambes quand la douleur est portée à un tel degré qu'il se refuse à appuyer sur le sol le membre affecté et qu'il marche, comme on dit, par *sauts de pie*.

On reconnaît différentes espèces de boiteries sur les dénominations desquelles il importe de se fixer.

Les boiteries *congéniales* ou *natives* et les boiteries *acquises* ; les boiteries *permanentes* et les boiteries *intermittentes;* les boiteries de *vieux mal*, subdivisées en boiteries *à froid* et boiteries *à chaud;* les boiteries *de haut* et les boiteries *de bas.*

Les boiteries congéniales ou natives sont celles que l'animal apporte en naissant ; nous n'aurons point à nous en occuper, les chevaux qui en sont affectés n'étant que rarement conservés et ne figurant jamais dans nos rangs. Les boiteries acquises sont le résultat d'accidents ou d'usure.

Les boiteries permanentes persistent jusqu'à guérison ; les boiteries intermittentes ou périodiques cessent, puis reparaissent après un laps de temps plus ou moins long. Les boiteries intermittentes ont cela de grave qu'elles sont très-souvent la conséquence d'affections chroniques, incurables, dites *boiteries de vieux mal;* leur intermittence les a fait ranger, à juste titre, parmi les vices rédhibitoires.

Le cheval boite à froid quand, par suite d'une boiterie intermittente, il boite après le repos et en commençant le travail, et qu'il ne boite plus quand il est échauffé. Au contraire, le cheval boite à chaud lorsque, ne boitant pas en commençant le travail, il boite après un exercice quelque peu prolongé. Cette dernière manière de boiter est beaucoup plus rare que la précédente.

Le cheval boite de haut, quand le siége du mal est aux régions supérieures, principalement à celles qui fixent le membre au tronc, telles que l'épaule, le bras, la cuisse, la fesse, le grasset.

Le cheval boite de bas lorsque les rayons inférieurs sont affectés. Les boiteries de bas, surtout celles du pied, sont beaucoup plus fréquentes que les boiteries de haut. Les claudications dues aux affections du pied entrent au moins pour les deux tiers dans la somme totale des boiteries; aussi le vieux Chabert, qui a laissé un beau nom dans nos écoles vétérinaires, répétait souvent dans sa clinique : *quand votre cheval boite de l'épaule regardez dans le pied.* Aveu significatif de l'extrême difficulté que l'on éprouve, en certains cas, pour préciser la cause d'une boiterie.

Il faut en effet beaucoup d'esprit d'observation, un coup-d'œil juste et rapide, de fréquentes occasions de voir des chevaux boiteux, pour arriver à dire non-seulement qu'un cheval boite de tel membre, mais encore que le siège du mal est à telle région.

Nous allons indiquer la marche à suivre dans l'exploration des boiteries. Pour mettre plus de méthode dans une théorie aussi abstraite, nous classerons les moyens d'investigation dans trois cadres :

1° Examen du cheval au repos et en station.

2° Examen du cheval en marche.

3° Exploration des divers rayons des membres.

EXAMEN DU CHEVAL BOITEUX AU REPOS ET

EN STATION.

Il est un principe absolu qui domine toute la théorie des claudications, c'est que *le cheval boiteux cherche, instinctivement et en toutes circonstances, à soulager le membre ou les membres malades aux dépens des membres sains.*

Ceci posé, quelle sera, à l'écurie, l'attitude d'un cheval boiteux d'un seul membre ? Elle sera combinée de manière que le poids du corps, que ce membre devrait supporter pour sa cote-part, soit renvoyé en totalité ou en partie sur les autres extrémités. Quelquefois le membre douloureux sera plus fléchi, d'autres fois il sera plus étendu ; mais, qu'on le remarque bien, *toujours il sera moins chargé que les autres.*

Entrons dans plus de détails : un cheval droit, abandonné à lui-même dans l'écurie, repose alternativement ses membres en fléchissant les rayons de l'extrémité au repos, d'où résulte l'abaissement du corps de ce côté. Dans ce cas, le pied n'est pas éloigné de la place où il devra poser, lorsqu'il contribuera à porter le poids du corps.

Si l'on remarque qu'au lieu de ce repos alternatif et égal des membres, l'un d'eux se repose plus souvent que les autres, c'est un indice que ce membre est malade ou du moins plus fatigué. Dans ces deux cas, le pied, au lieu de rester près de la place que lui assignent les aplombs, s'en éloigne de plus en plus, en se portant habituellement en avant, afin de se dérober plus efficacement au support de la masse.

Lorsqu'un membre antérieur se montre ainsi fréquemment étendu en avant, il est consacré de dire que *le cheval fait des armes* ou *montre le chemin de St-Jacques.* Cette attitude est le symptôme commun de plusieurs boiteries ; elle a longtemps passé pour un indice spécial de l'écart.

Si, dans un bipède antérieur, on saisit le moment où le membre malade, sortant du repos, supporte une faible partie de la masse, et cela dans une position telle qu'il ne soit ni plus en avant, ni plus en arrière que son voisin, ce membre malade paraîtra plus long que son congénère.

Ce phénomène s'explique très-bien quand on considère que dans cette circonstance, une plus grande partie du poids du corps étant renvoyée sur le membre sain, les angles formés par les pièces articulées se ferment sous la surcharge, permettent ainsi aux angles du membre affecté de s'ouvrir davantage et aux rayons de se rapprocher de la verticale, ce qui diminue les pressions et contractions douloureuses. Il va sans dire que l'épaule du même côté s'élève toujours proportionnellement.

Même observation à faire dans le bipède postérieur. Quand le membre souffrant contribue pour une légère part au support de la masse, la hanche à laquelle il appartient est toujours plus élevée que l'autre.

Que l'on saisisse bien cette différence : une extrémité boiteuse au repos *est fléchie*, *et le corps du même côté s'abaisse ;* quand cette extrémité porte transitoirement une faible partie de la masse, *elle s'étend et le corps s'élève.*

Si deux membres sont malades à la fois, l'animal les soulage tour à tour, mais il se porte toujours moins longtemps sur l'extrémité la plus souffrante.

Si ce sont les deux membres antérieurs qui sont intéressés, les deux membres postérieurs arrivent à leur secours en se glissant le plus en avant possible, tandis que la tête s'élève concurremment : double action dont le résultat est d'alléger l'avant-main, en rejetant la plus grande partie du poids du corps sur le bipède postérieur.

Si, au contraire, les deux membres postérieurs sont affectés, les actions s'inversent, les pieds de devant s'engagent sous le centre de gravité, pendant que la tête s'abaisse, combinaison qui attire la plus grande partie du poids du corps en avant, et soulage d'autant l'arrière-main.

Quand le cheval est boiteux de trois jambes, il combine sa station de manière à surcharger le plus possible le membre sain, en s'appuyant presque constamment dessus, tandis qu'il cherche toujours à ménager l'extrémité ou les extrémités qui souffrent davantage.

Enfin lorsque le cheval est boiteux des quatre membres, l'appui sur chaque extrémité se fait avec hésitation ; il est accompagné de vacillement, de signes non équivoques de douleur, et le cheval abandonné à lui-même reste couché.

Telles sont les premières révélations faites par l'attitude du cheval à l'écurie ; nous allons l'examiner dans la marche où des indices plus certains encore vont se manifester.

EXAMEN DU CHEVAL BOITEUX EN MARCHE.]

Il ne faut pas perdre de vue qu'en marche comme en station, le cheval est toujours soumis à cet instinct de conservation qui le porte à renvoyer le moins possible de la charge sur le membre souffrant.

Cette vérité bien établie, le raisonnement, comme la réalité des faits, démontre que le membre malade fera son lever le plus vite, son soutien le plus long, son poser le plus tardif, et son appui le plus court qu'il se pourra ; tandis qu'au contraire le membre correspondant procédera d'une manière inverse, en prolongeant beaucoup l'appui et en abrégeant les autres temps, pour venir très-promptement en aide à l'extrémité affectée.

Ceci est tellement vrai que, dans l'allure du pas, qui se décompose en quatre battues également espacées, il suffit, sans voir le cheval, de l'écouter marcher pour juger s'il est boiteux.

Voilà donc une règle invariable, inflexible, s'appliquant aux membres postérieurs comme aux membres antérieurs, *le cheval boite infailliblement de la jambe qui appuie le moins longtemps à terre.*

C'est bien là, par excellence, le signe pathognomonique de toutes les boiteries, sans exception aucune.

Recherchons les signes spéciaux qui peuvent différencier les boiteries de devant de celles de derrière.

Dans une boiterie de devant, le cheval cherche à soulager le membre malade en faisant refluer une partie de la masse, au support de laquelle il est préposé, sur l'extrémité qui lui est diagonalement opposée et non sur *sa voisine*, ainsi qu'on l'a écrit fort mal à propos. En effet, que le cheval soit au pas ou au trot, il ne peut jamais arriver que ses deux membres antérieurs soient ensemble à terre. L'extrémité voisine n'est donc pas disponible comme dans la station.

Ceci bien avéré, que se passera-t-il chez un cheval boitant du membre antérieur gauche et marchant au pas? Au moment où l'extrémité souffrante arrivera à l'appui, sa voisine devra être prête à se lever et le membre postérieur droit sera engagé sous la masse. Dans cet instant précis, le cheval élèvera son encolure en la rejetant un peu en arrière et à droite; il élèvera de même toute la partie antérieure gauche, pour surcharger la hanche droite; il diminuera ainsi l'appui sur le membre malade, dont il abrègera toujours la foulée. Ce mouvement ascensionnel de l'encolure augmente en raison directe de la gravité du mal; ainsi quand la douleur est assez intense pour que le cheval pose à peine son membre à terre, on le voit s'engager du derrière, puis élever brusquement l'encolure pour marcher par *sauts de pie*.

Poursuivons : lorsque l'appui se fait sur l'autre membre de devant, l'animal laisse retomber sa tête et son encolure, afin de se laisser porter, de s'affaisser, pour ainsi dire, sur la jambe valide, tandis que l'extrémité malade retarde son poser.

Quand l'élévation et l'abaissement alternatifs de la tête sont très-marqués, il en résulte un mouvement oscillatoire des oreilles qui fait dire que le cheval *boîte de l'oreille*; mais il ne faut pas oublier que c'est du côté où il baisse le moins l'oreille, que le cheval boîte véritablement.

Examinons maintenant si les choses se passent d'une manière analogue dans les boiteries des membres postérieurs, c'est-à-dire si la hanche s'élève lorsque la jambe malade pose à terre, comme nous venons de voir l'épaule et l'encolure s'élever, lors de l'appui d'une extrémité antérieure boiteuse.

Là est le point litigieux; il n'est pas moins de quatre opinions divergentes qui viennent obscurcir cette importante question.

Les uns disent que la croupe s'élève; les autres qu'elle s'abaisse; ceux-là, moins absolus, affirment que la croupe s'élève ou s'abaisse, qu'elle s'élève quand le cheval boite de bas, et qu'elle s'abaisse quand il boite de haut ; ceux-ci enfin, tout en adoptant ce *mezzo termine* de la croupe qui s'élève ou s'abaisse, prétendent qu'elle s'abaisse quand ce sont les régions inférieures qui sont malades, et qu'elle s'élève dans le cas contraire. On le voit, c'est un peu la tour de Babel.

Avant d'oser trancher une question aussi controversée, nous l'avons scrupuleusement fouillée, sans prévention aucune et dans l'unique but d'arriver à la vérité ; nous avons appelé au secours de notre insuffisance, les directeurs des écoles vétérinaires d'Alfort, de Lyon, de Toulouse : nous avons consulté les praticiens les plus compétents : nous l'avouons à regret, la lumière ne s'est pas immédiatement faite ; plus nous avons invoqué d'autorités, plus les divergences d'opinions se sont multipliées.

Nous allons démontrer que le mouvement ascensionnel est commun aux boiteries postérieures comme aux boiteries antérieures. Disons, comme prémisses, que si l'élévation de l'épaule et de l'encolure est assez marquée, dans les claudications de devant, pour que chacun soit d'accord sur ce symptôme, le mouvement de la croupe est bien plus fugitif et bien moins appréciable, ce qu'explique du reste la diversité même des opinions.

On peut rendre compte de cette différence dans la manifestation du mouvement ascensionnel ; en effet, dans les membres antérieurs l'élévation se propage à un levier très-étendu, à l'encolure et à la tête, qui, en y prenant part, rendent le phénomène beaucoup plus saisissable ; tandis que pour les extrémités postérieures, non-seulement le mouvement ascensionnel se borne à la hanche, mais il est encore accompagné d'un abaissement de l'encolure et de la tête, qui tend à le dissimuler à l'œil de l'observateur et à faire prendre le change. Ceci ne peut-il pas expliquer l'erreur de la minorité, qui s'est prononcée pour l'abaissement?

Encore une observation préliminaire : de ce que la croupe peut s'abaisser lorsqu'une douleur subite, imprévue, saisit le membre à l'appui ; de ce que la croupe s'abaisse dans la marche irrégulière, conséquence d'un défaut d'aplomb ou de conformation, il ne faut pas conclure à l'abaissement de cette région, lorsque l'animal, connaissant son mal, se servira d'un membre postérieur souffrant.

Entrons maintenant dans le vif de la question, et mettons d'abord en présence les autorités qui ont pris parti dans le débat.

Il n'y a d'absolu pour l'abaissement de la croupe que la seule brochure de Chabert et de Fromage de Feugré ; quant à Hurtrel-d'Arboval, il n'a fait qu'analyser cette brochure, il le déclare ; son opinion ne peut donc entrer en ligne de compte.

Les auteurs qui ont écrit le plus récemment sur les boiteries, M. Barthélemy aîné, en 1847, M. le professeur Lecoq, en 1843, ces hommes si considérables qui ont mis à profit les travaux de leurs devanciers, sont pour l'élévation.

Des praticiens éminents, dont les noms seuls disent le mérite : MM. Leblanc, Berger, Riquet, Vatel et Lynch sont tous pour l'élévation.

Des trois écoles vétérinaires, celle de Lyon est pour l'élévation ; Alfort et Toulouse sont pour l'élévation ou l'abaissement, suivant le siége du mal ; mais pas une école n'est pour l'abaissement absolu. Ce résumé impartial des opinions est donc en faveur de l'élévation de la croupe.

En examinant la question au point de vue de la logique et de la physiologie, il est impossible d'expliquer comment le cheval abandonné à son instinct de conservation, exécutera des actions diamétralement opposées pour obtenir des résultats absolument identiques ; en d'autres termes, comment dans la marche, il soulagera le membre antérieur souffrant par l'exhaussement du corps, tandis qu'il procédera par l'abaissement quand il s'agira d'un membre postérieur.

Ceci répugne à la raison, car l'hippostatique rend parfaitement compte que tout ici doit se passer parallèlement. Un quadrupède en marche qui veut soulager une de ses extrémités aux dépens des autres, doit automatiquement élever le niveau de cette extrémité.

On est d'accord pour reconnaître que les choses se passent ainsi pour les membres antérieurs, comment n'en serait-il pas de même pour les membres postérieurs ?

L'encolure, ce puissant balancier qui joue un si grand rôle dans la répartition de la masse, vient seconder, par ses mouvements, cette élévation commune à tout membre malade. S'agit-il d'un membre de devant, l'encolure s'élève pour rejeter le poids en arrière ; s'agit-il d'un membre postérieur, elle s'abaisse pour attirer la masse en avant.

N'est-il pas évident que l'abaissement simultané de la tête et de l'extrémité postérieure boiteuse, produirait deux actions inconciliables, contradictoires, dont le résultat serait *une action neutre*, si l'on peut s'exprimer ainsi ; tandis que l'on comprend à merveille que l'élévation de la hanche, accompagnée de l'abaissement de la tête, sont deux actions mécaniques parfaitement combinées, pour surcharger l'avant-main et alléger la partie malade.

La dynamique et la logique disent *que la hanche doit s'élever, par la raison toute simple que la tête s'abaisse.*

Sortant des spéculations théoriques, si l'on entre dans le domaine des faits, ils viennent corroborer ce qu'a dit le raisonnement : Oui, très-certainement, la croupe s'élève au moment de l'appui ; oui, très-certainement, le cavalier à cheval ressent soulever, plus que l'autre, l'ischium en rapport avec l'extrémité postérieure boiteuse ; ceci, nous l'avons vu, nous l'avons senti.

Procédant par analogie, nous avons fait de nombreuses expériences sur des chiens, chez lesquels nous avons déterminé des claudications de toute nature : toujours nous avons reconnu l'élévation du membre postérieur boiteux pendant l'appui. Ce symptôme est d'autant plus saisissable, chez ces animaux, que leur excitabilité nerveuse est beaucoup plus développée que dans le cheval.

Tout cela ne suffisait pas cependant : pour trancher inflexiblement la question, en ce qui concerne le cheval, il fallait arriver à une démonstration rigoureuse, mathématique ; un instrument de précision est venu la faire concluante, absolue comme un chiffre.

Cet instrument, inventé par M. Farges, vétérinaire en 1er de l'École de cavalerie, consiste en une sorte de compas en bois dont les deux branches, recourbées de dessus en dessous, s'articulent au moyen d'une charnière, assez mobile pour permettre à chaque tige de s'exhausser, lorsqu'elle est soulevée par la croupe, et assez ferme néanmoins pour qu'elle ne puisse redescendre sous l'impression des réactions.

Cet instrument se fixe, par une ligature, à la croupière de la selle. Le cheval étant bien placé, on règle les branches du compas de manière que chaque extrémité touche également chaque côté de la croupe, puis on fait partir au trot.

L'instrument guidant l'œil, on aperçoit déjà bien mieux le mouvement ascensionnel qu'il s'agit de constater ; mais ce qui ne rend plus le doute possible, c'est qu'après l'arrêt, toujours la branche correspondant au membre malade est plus élevée que l'autre. L'expérience, réitérée sur plusieurs chevaux boiteux, donne invariablement le même résultat.

Pour aller au devant de toute objection, on retourne l'instrument en mettant à gauche la tige qui était primitivement à droite : toujours, toujours plus d'élévation du côté boiteux.

Mais, pourra-t-on dire, si l'instrument de M. Farges précise l'élévation de la hanche, il est impuissant pour rendre compte de l'abaissement. La réponse est facile : de quoi s'agissait-il ? de démontrer l'élévation plus considérable de l'extrémité boiteuse ; l'instrument la constate : la question est vidée.

Grâce à l'invention de M. Farges, la vérité s'est donc révélée éclatante, irréfragable ; elle coïncide avec ce qui se passe dans la station, où l'on voit l'extrémité boiteuse, portant transitoirement une faible partie de la masse, *s'étendre et s'élever ;* elle est d'accord avec la logique, la dynamique et la physiologie ; elle concorde avec les écrits les plus récents de MM. Barthélemy aîné et Lecoq, et justifie les observations des praticiens les plus éclairés. La doctrine de l'abaissement n'est préconisée que dans un mémoire suranné, reproduit sans assez de réflexion ; elle est en contradiction avec les sciences positives comme avec l'observation directe ; elle doit donc être à jamais condamnée, et il faut adopter sans réserve ce nouvel axiôme : *Quel que soit le membre malade, il y a élévation ou de l'épaule ou de la hanche au moment de l'appui.*

Résumons cette discussion en signalant les signes communs et les signes spéciaux des boiteries antérieures et postérieures. Toutes les claudications ont pour symptôme l'élévation du corps pendant l'appui, et la brièveté de cet appui. Les boiteries de derrière sont caractérisées par l'abaissement de la tête ; celles de devant, par son élévation.

Passons outre : quand la claudication est légère et qu'elle ne se manifeste point d'une manière assez évidente, le cheval marchant au pas, on le met au trot, en veillant à ce que le conducteur tienne les rênes par l'extrémité, pour que la tête soit entièrement libre.

Le trot est l'allure la plus favorable à la manifestation des boiteries; la masse projetée, retombant et reposant successivement sur chaque bipède diagonal, fait toujours augmenter l'intensité des symptômes. On a prétendu que ces symptômes s'inversaient au trot, c'est-à-dire que le membre boiteux qui s'élève au pas s'abaissait au trot; c'est là une autre erreur qu'il serait superflu de discuter, car il suffit de voir trotter un cheval boiteux, pour en faire immédiatement justice.

Le cheval marchant au trot, on le voit sous tous les aspects, par derrière, de face et de profil. Après l'avoir considéré sur la ligne droite, on le soumet à d'autres épreuves pour le forcer à exagérer la boiterie que l'on soupçonne.

Présume-t-on que la claudication est à gauche? on met le cheval en cercle à gauche au trot, en rétrécissant le cercle, parce que, dans la marche circulaire, c'est le bipède latéral interne qui est le plus chargé; pour juger par comparaison on fera changer de main. Il arrivera presque toujours que le cheval, qui feignait seulement sur la ligne droite, boitera tout bas sur le cercle.

Veut-on s'assurer que le cheval boite de derrière? on le fait marcher au pas et au trot sur un plan ascendant, ce qui oblige les extrémités postérieures à de plus grands efforts, pour chasser la masse en avant.

Veut-on s'assurer qu'il boite de devant? on examine le cheval sur un plan descendant, ce qui augmente la souffrance des extrémités antérieures chargées d'étayer la masse.

Telles sont les épreuves que l'on fait subir au cheval pour reconnaître de quel membre il est boiteux; il n'a point été question de celles à faire au galop, parce que cette allure est trop rapide pour qu'on puisse y saisir les caractères des boiteries légères. Il suffit de dire, pour mémoire, que le cheval galope toujours plus volontiers sur la jambe dont il souffre le moins.

Le membre boiteux une fois reconnu, la question est loin d'être résolue, il reste à découvrir le siége de l'affection pour en apprécier la gravité et faire cesser le mal en attaquant sa cause. C'est dans cette appréciation que gît l'extrême difficulté; posons quelques jalons.

Si l'on veut s'assurer que le cheval boite de bas et principalement du pied, on le fait trotter sur le pavé, où ces espèces de boiteries sont toujours plus accusées.

Veut-on , au contraire , vérifier si le cheval boite de haut, on le fait marcher au pas et au trot sur un terrain meuble, du sable, de la terre fraîchement labourée, une couche épaisse de litière ou de fumier. On met ainsi les régions supérieures dans la nécessité de faire de grands efforts, qu'elles n'accomplissent que péniblement, quand elles sont le siége de lésions.

Signalons les signes caractéristiques des diverses boiteries :

Ordinairement quand le cheval boite de l'épaule, il *fauche*, c'est-à-dire qu'il élève à peine le membre pour le porter en avant, et qu'il lui fait décrire une courbe en dehors. L'action de faucher a été considérée comme l'un des caractères de l'écart : ce dernier accident , que beaucoup de praticiens considèrent aujourd'hui comme imaginaire, consisterait, suivant d'autres , dans une distension des fibres musculaires et aponévrotiques unissant le membre antérieur au tronc. Quoi qu'il en soit , si l'écart existe , toujours est-il qu'il est excessivement rare, et l'on confond le plus souvent avec lui des efforts de l'articulation scapulo-humérale. Ces affections ne sont pas les seules qui fassent faucher : *l'engorgement du genou, la tuméfaction et l'inflammation de la corde tendineuse du canon, un javart dans le pli du paturon* s'annoncent par le même symptôme.

Le cheval peut aussi faucher d'un membre postérieur comme d'un membre antérieur ; *l'effort de cuisse* ou *allonge*, et en résumé toutes les maladies du jarret, s'opposant à la flexion , se manifestent par l'action de faucher.

La manière dont le cheval pose le pied en boitant, fournit de très-bons indices. Règle générale : quand le mal a son siége dans le pied, l'animal cherche à éviter le pavé.

Si le cheval n'appuie que sur les talons et marche, comme on dit, *sur des épines*, cela peut trahir une fourbure, affection qui exerce ses principaux ravages en pince. La fourbure peut faire boiter de plusieurs et même de tous les membres ; l'attitude du cheval y est toujours caractéristique. S'il est fourbu des pieds de devant, il marche la tête haute, porte ses membres antérieurs le plus en avant possible, tandis qu'il engage ses membres postérieurs sous le centre de gravité, comme s'il allait s'acculer. Il parvient ainsi à soulager les pieds de devant, en ne portant que sur les talons et en rejetant en arrière la plus grande partie de la masse.

Le cheval fourbu des pieds de derrière marche à petits pas, laisse, comme dans le cas précédent, ses extrémités postérieures sous le centre de gravité, mais il en rapproche aussi les extrémités antérieures de manière à être sous lui des quatre membres ; la tête s'abaisse au lieu de s'élever, combinaison qui vient au secours des pieds malades.

Quand le cheval est fourbu des quatre pieds, il prend l'attitude qu'il affecte lorsqu'il n'est fourbu que du devant, mais la marche devient plus pénible, l'appui de chaque extrémité ne se fait qu'avec une véritable appréhension, et le cheval a une tendance à se coucher.

La seime en pince s'annonce, comme la fourbure, par l'appui sur les talons du pied malade ; dans ce cas, la désunion de la paroi renseigne sûrement sur le véritable siége du mal.

Si l'un des quartiers est douloureux, l'appui sera beaucoup plus marqué sur le côté sain, en admettant, bien entendu, que le cheval n'est ni panard ni cagneux.

Si le cheval ne pose que sur la pince, ce sont les parties postérieures du pied qui souffrent ; cette manière d'opérer l'appui est le symptôme le plus habituel des maladies du pied ; elle peut trahir encore ou un effort de boulet, ou une affection des tendons fléchisseurs du pied ou du suspenseur ; accidents qui rendent très-douloureux l'abaissement du boulet, et auquel l'animal se dérobe instinctivement, en n'appuyant que sur la pince.

Dans tous les cas analogues, les choses se passent dans les membres postérieurs, comme il vient d'être dit pour les membres antérieurs ; mais, dans les extrémités postérieures, il est une boiterie de plus qui s'annonce par l'appui sur la pince, c'est celle provenant de la distension des ligaments rotuliens.

Quant à la luxation de la rotule, elle se reconnaît facilement à ce que le cheval traîne sa jambe comme si elle était cassée et en raclant le sol avec la pince.

Il est enfin, dans les membres abdominaux, une boiterie très-curieuse à observer, c'est celle causée par la déchirure du tibio-prémétatarsien ou fléchisseur du canon postérieur. Par suite de cet accident, les extenseurs du canon, qui forment le tendon d'Achille, n'ont plus d'antagonistes contrebalançant leur action ; il en résulte que le canon s'en va en arrière et que le tendon d'Achille se ride et se plie ; aussi croirait-on, au premier coup-d'œil, ou que ce tendon est lacéré, ou que le tibia lui-même est fracturé. On prétend que , par suite d'erreurs semblables , des chevaux ont été abattus ; cependant l'accident est très-curable. Nous avons vu deux exemples de ce genre de claudications , après lesquels les malades sont redevenus parfaitement droits (1).

EXPLORATION DES DIVERS RAYONS DU MEMBRE.

Nous avons passé en revue tous les indices des boiteries, le cheval étant au repos et en marche ; nous arrivons à un autre genre d'examen qui n'exige pas moins d'attention ; il consiste, en procédant de bas en haut, à explorer toutes les régions du membre, en les regardant et palpant successivement.

Le point douloureux, cause première de la claudication, est souvent accusé par des plaies, des ulcères ; par des capelets, molettes ou vessigons indurés ; par des exostoses placées de manière à offenser les tissus ; ou bien encore il y a inflammation et tuméfaction de la région. Dans ces divers cas, quand on possède quelques notions anatomiques, on se rend facilement compte de la cause de la boiterie , puisqu'elle est visible à l'œil, et l'on peut, jusqu'à un certain point, en apprécier la gravité.

Il est bon de faire remarquer ici que des marchands peu scrupuleux, cherchent souvent à donner le change sur une boiterie chronique, dont le siège n'est pas apparent, en faisant au cheval qu'ils mettent en vente, une légère blessure à laquelle ils attribuent la claudication. Alors, avec une feinte bonhomie, ils signalent la boiterie comme un accident passager et par conséquent très-guérissable. En principe, jamais, quelles que soient les apparences, on ne doit acheter un cheval boiteux, si l'on n'a affaire à un vendeur solvable, et si l'on n'obtient une garantie écrite en bonne forme et bien motivée.

(1) En 1842 , alors que le 7ᵉ hussards , dans lequel nous avions l'honneur de servir comme chef d'escadrons, était en garnison à Versailles, l'un des plus beaux chevaux d'officiers du régiment, celui de M. Hanen, lieutenant au 1ᵉʳ escadron , fut radicalement guéri d'une boiterie de cette espèce par les soins de M. Rousseau , vétérinaire en premier.

Quand il n'existe pas de lésions apparentes, on palpe les différentes régions, ce qui peut renseigner avec quelque sûreté. On exerce successivement sur chacune d'elles une espèce de massage, et quand on parvient au foyer douloureux, on le reconnaît aux tressaillements pénibles qu'éprouve le cheval, et aussi à la plus grande chaleur, compagne habituelle de la douleur. On fait encore exécuter aux différents rayons articulaires, les mouvements qui leur sont propres; et souvent, lorsqu'on arrive à la partie affectée, le cheval trahit sa souffrance en résistant ou en se défendant.

Le développement considérable des muscles de l'épaule, du bras, de la cuisse et de la jambe; la manière dont ces parties se fixent au tronc, rendent fort difficiles les explorations dont il vient d'être question. C'est parce que la cause précise des boiteries de haut, se dérobe très-souvent aux investigations les mieux dirigées, que l'on attribue à l'épaule et à la cuisse, des boiteries imaginaires qui, soixante-dix fois sur cent, ont leur siége dans la partie inférieure du membre et surtout dans le pied.

Combien de fois n'a-t-on pas cru devoir signaler un écart ou une allonge; combien de fois n'a-t-on pas accusé les épaules d'être froides ou chevillées, quand les causes véritables des boiteries ou des embarras de mouvements résidaient dans un sabot trop petit ou encastelé, dans l'épaississement de l'ongle en pince, ou dans quelques-unes de ces affections du pied, véritables névralgies plantaires, désignées, par les vétérinaires anglais, sous la dénomination générique de *maladies naviculaires ?*

Lors donc que le siége de la boiterie reste encore inconnu, il faut explorer le pied avec une attention minutieuse. On déferre avec précaution : les clous enlevés, on examine leurs trous pour s'assurer des désordres qu'auraient pu produire des piqures, des enclouures ou des retraites. Cette inspection peut renseigner également sur la gêne produite par des clous brochés trop gras, sur l'existence d'un *oignon*, d'une *cerise*, de l'*échauffement de la fourchette*, d'un *crapaud*, d'une *fourmillière*, de l'*encastelure*. Si rien d'anormal n'est remarqué, on pare le pied en amincissant la sole jusqu'à la rosée, on sonde toute la circonférence d'un talon à l'autre, en commençant par le talon interne, le plus exposé aux affections ; on presse successivement tous les points de la sole avec l'un des mors des tricoises, tandis que l'autre mors prend son point d'appui sur la paroi ; on cherche ainsi s'il y a un point douloureux. On finit par sonder la fourchette, en appliquant alternativement l'une des branches des tricoises, sur chaque bifurcation de l'organe, tandis que l'autre branche va s'appuyer sur le quartier opposé. La pointe de la fourchette, qui correspond au milieu de l'articulation du naviculaire, est l'objet d'une attention toute particulière.

On fait brèche à l'endroit où la douleur est plus vive, et l'on constate ainsi l'existence de *bleimes*, de *piqures*, de *clous de rue*, ou l'*étonnement du sabot*, la *sole brûlée*, le *croissant*, le *crapaud* dans son principe ; enfin la cause de la boiterie pourra tenir à une lésion plus profonde, telle que la fracture de l'os du pied ou de l'os de la couronne, ou à une maladie du nerf plantaire.

On ne peut trop insister sur les explorations que nous venons d'indiquer, car les causes les plus fréquentes des claudications, nous le répétons encore, sont les affections du pied. Il faut reconnaître enfin qu'il est des circonstances dans lesquelles les plus minutieuses recherches ne peuvent rien faire découvrir qui puisse expliquer la boiterie ; cela arrive quand il y a distension, déchirement de quelques fibres musculaires, tendineuses ou ligamenteuses ; exubérances internes de la muraille, désignées par M. Vatel sous le nom de *kéraphyllocèles ;* douleurs nerveuses, rhumatismales, etc., etc.

Concluons en disant que le rôle de l'officier de cavalerie est de prévenir les boiteries ; quand elles se sont manifestées, il n'y a plus qu'à remettre le cheval aux soins du vétérinaire.

On préviendra les trois quarts des claudications en soignant beaucoup les pieds des chevaux ; en réprimant la brutalité, l'incurie et la routine des maréchaux ; en veillant à ce que la ferrure soit méthodique et appropriée aux conformations ; à ce qu'elle soit renouvelée ou relevée tous les 30 ou 35 jours ; en substituant la renette anglaise au boutoir et en faisant ferrer sans le concours d'un teneur de pied.

Dans le travail, il est de la plus haute importance d'exercer également les chevaux aux deux mains, surtout au galop. Au dire de Fromage de Feugré, l'habitude de galoper toujours sur le pied droit, a pour conséquence une telle surcharge du bipède latéral gauche, que dans cette condition, le cheval use deux fers gauches contre un droit.

Les chevaux de trait placés en timon, ne doivent pas non plus toujours rester l'un sous la main, l'autre hors la main : le bipède latéral interne fatiguant plus que l'externe, il importe de faire alterner les porteurs.

Ménager les jeunes chevaux, ne négliger aucune précaution hygiénique pour assainir les écuries, ne pas abuser des arrêts brusques, des charges, du saut de la barrière et du fossé, telle est en résumé la prophylactique de presque toutes les boiteries ; elle est essentiellement de notre domaine.

Ici se termine la théorie des claudications ; nous reconnaissons qu'elle est bien loin d'élucider suffisamment une question aussi complexe qu'importante, nous en appelons donc aux sommités de la science vétérinaire pour compléter cette ébauche. *Omnium rerum principia parva sunt, sed suis progressionibus usu augentur.* (Cic. de Fin. Lib. V.)

Saumur, imp. de P. Godet, rue du Marché-Noir.